AF370184

PRÉCAUTIONS

PRISES EN FRANCE

AVANT

L'INHUMATION DES CITOYENS MORTS;

RÉFORME QUE L'HUMANITÉ RÉCLAME.

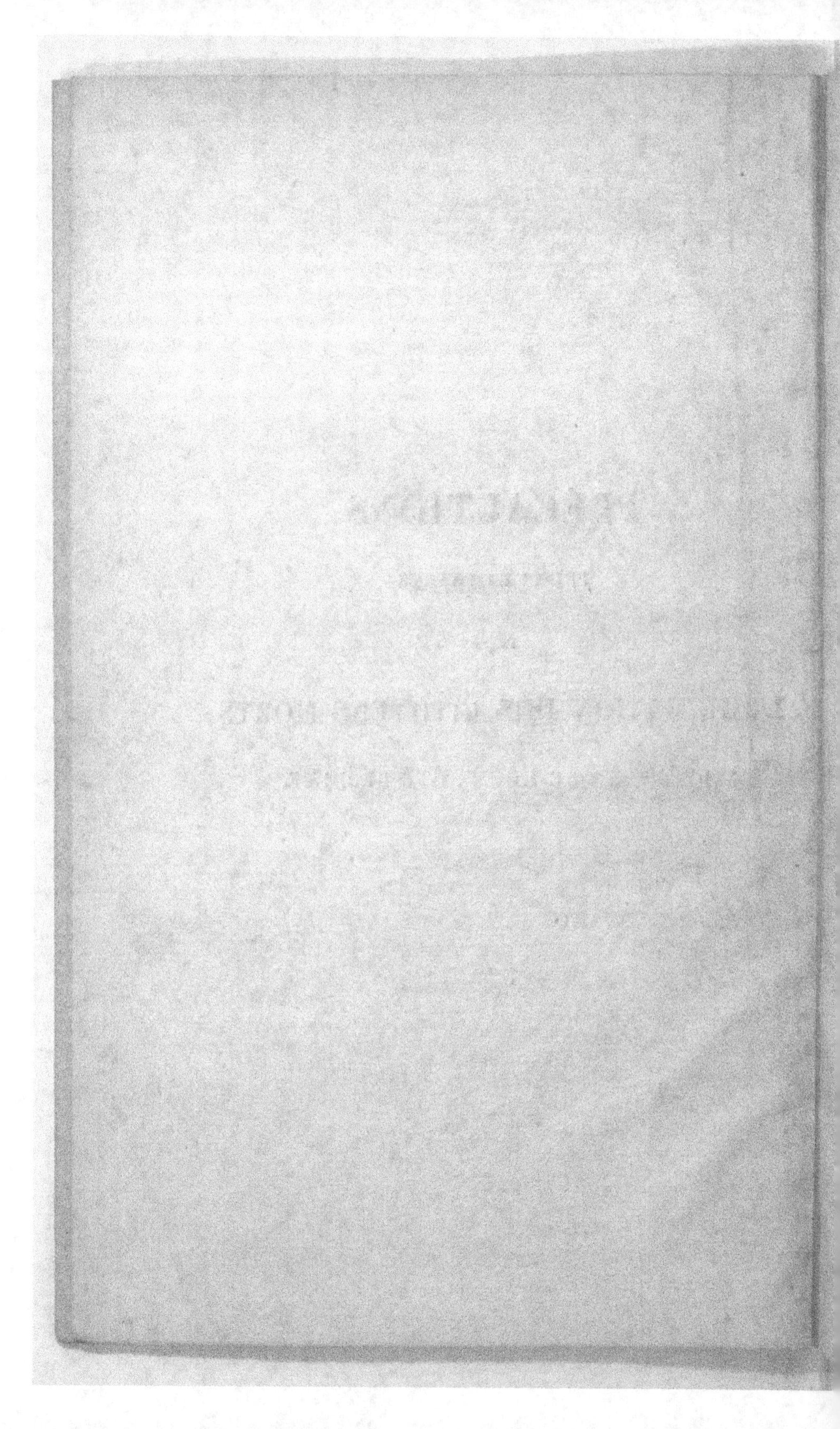

APERÇU GÉNÉRAL

DES PRÉCAUTIONS

PRISES EN FRANCE

AVANT

L'INHUMATION DES CITOYENS MORTS;

RÉFORME QUE L'HUMANITÉ RÉCLAME.

« Dans le doute, abstiens-toi. »

PAR PROSPER TOUCHARD.

(MONT-LOUIS, INDRE ET LOIRE.)

BIBLIOTHÈQUE ROYALE

TOURS.

IMPRIMERIE DE F.-CHARLES PLACÉ,

RUE DU CHANGE, N° 13, PRÈS DE S.-MARTIN.

—

M DCCC XXXIII.

APERÇU GÉNÉRAL

DES PRÉCAUTIONS

Prises en France

AVANT L'INHUMATION DES CITOYENS MORTS;

RÉFORME QUE L'HUMANITÉ EXIGE.

Dans les grandes villes, un médecin est chargé d'examiner les individus présumés morts, afin de s'assurer de la réalité des décès. — Dans les campagnes, cette importante visite est faite par les maires qui, malgré leur incompétence en pareil cas, tranchent ainsi l'une des questions médicales les plus difficiles.—Vice et barbarie de cette dernière mesure. — Les hommes de l'art, à la campagne comme à la ville, peuvent seuls remplir convenablement cette mission si délicate, dont le but intéresse notre pays tout entier.

> « Aucune inhumation ne sera faite sans une
> autorisation, sur papier libre et sans frais,
> de l'officier de l'état civil, *qui ne pourra la*
> *délivrer qu'après s'être transporté auprès de*
> *la personne décédée, pour s'assurer du décès,*
> et que 24 heures après le décès, hors les
> cas prévus par les réglemens de police. »
>
> Code civil, liv. 1er, tit. II, chap. IV : *Des*
> *actes de décès.*

Si de nos jours un voyageur français égaré dans des pays lointains, au-delà des mers, osait dire que chez le peuple le plus policé de l'Europe on peut être enterré vivant, on le regar-

derait comme un insensé, ou on le chasserait
impitoyablement comme un vil imposteur !

Eh bien; cependant, je le demande à l'autorité, à ceux qui protégent la vie, le plus sacré
des biens des citoyens; je le demande à la
France entière, cet homme serait-il un men-
teur? non, il faut le dire en rougissant; car la
nation qui possède le plus d'améliorations phi-
lanthropiques, celle enfin qui rêve la perfection,
*n'a pas encore eu le temps de prendre toutes les
précautions nécessaires pour empêcher ses enfans
d'être enfermés pleins de vie dans le tombeau !*

Quel malheureux contre-sens pour un siècle
qui, dit-on, marque ses années par des mer-
veilles ! quel égoïsme pour des hommes qui
s'appellent frères ! quelle triste nécessité pour un
français de signaler, à haute voix, un pareil
crime de lèze-humanité, et d'en demander justice publiquement : c'est là, cependant, ce que
ma conscience, ce que le besoin général me
prescrivent de faire aujourd'hui.

Il est facile d'expliquer comment depuis long-
temps, dans les villes populeuses, la visite des
morts est confiée aux hommes de l'art. Les empoisonnemens et les morts violentes qui se répè-
tent fréquemment dans les grandes réunions,
et surtout la crainte vivement sentie par des
individus riches et puissans de devenir les victimes d'une erreur dont l'idée seule épouvante,
leur ont acquis *cette faveur,* que la civilisation
sollicite en vain pour les bourgs, villages,

hameaux de la France. On répara donc l'oubli du code civil par la nomination de médecins qui furent spécialement chargés de s'assurer de la réalité des décès, et aucune inhumation ne put être faite sans un certificat délivré par eux et présenté à la mairie par les parens ou amis du défunt.

Cette mesure était sage, mais elle ne tourna point au profit des habitans des campagnes, et on continua de les laisser enterrer, sans autre formalité que la visite faite ou non faite par l'officier de l'état civil.

En vain se plaignit-on de cette inconséquence administrative ; en vain des hommes sages et éclairés demandèrent-ils justice et humanité pour une des classes les plus laborieuses et les plus utiles de la société ; les choses n'en restèrent pas moins dans leur état primitif, et le paysan, en général plus jaloux de ses intérêts pécuniaires que des moyens propres à garantir son existence, lassé de faire valoir infructueusement son bon droit, retomba bientôt dans une insouciance profonde. Examinons donc aujourd'hui ce qui se passe pendant ce sommeil imprudent qui dure encore.

Chacun sait que dans un grand nombre d'endroits il suffit, pour obtenir une autorisation d'inhumation, de se présenter deux à la mairie, de déclarer qu'un décès a eu lieu, de signer l'acte que l'on dresse à cet effet, puis de prévenir le curé en lui présentant la permission d'ensevelir ; alors tant pis pour le pauvre diable que l'on va descendre dans la fosse, s'il s'est avisé de tomber dans un état léthargique, car il est bientôt rayé de la liste des vivans et com — damné à étouffer, à moins qu'il ne revienne assez à temps pour réclamer.

D'autres maires, observateurs plus fidèles de la loi qui malheureusement ne leur prête pas pour son exécution les connaissances médicales qui leur manquent, et qui leur seraient indispensables, se rendent eux-mêmes sur les lieux, soulèvent avec un frisson involontaire et fort naturel le drap qui couvre le corps, et se retirent aussitôt pour assurer en honneur et conscience que le décès est positif.

Il est à ma connaissance que des enfans de 8 à 10 ans, des vieillards de 60 à 65 ans, malades pendant des années entières, et qui cependant n'avaient jamais consulté de médecin, ont été enterrés de cette sorte, sans que la présence d'un officier de santé ait paru nécessaire.

Maintenant concédons à un maire le courage d'examiner un individu présumé mort, et voyons, en lui supposant la meilleure volonté possible, comment il pourra savoir si le décès est réel.

Il n'aura véritablement d'autres circonstances à interroger que les suivantes, qui n'offrent souvent que des signes infidèles de mort certaine* :

* Voyez les leçons de médecine légale du célèbre professeur, M. Orfila.

1° Le refroidissement du corps, phénomène cadavérique qui ne manque jamais;

Mais qui peut être très-bien simulé par un accès d'hystérie, ou de fièvre pernicieuse, intermittente, algide, etc., etc.

2° L'absence de la respiration, reconnue à l'aide d'un miroir ou de la flamme d'une bougie placée devant la bouche et les narines;

Mais qui ne prouve point suffisamment, puisque la vapeur qui s'exhale des poumons d'un cadavre encore chaud peut ternir un miroir, et que d'ailleurs dans l'asphyxie la respiration est suspendue.

3° L'absence de circulation, qui paraît annoncer positivement la mort de l'individu;

Mais qui peut induire en erreur, dans la syncope, par exemple, puisque la circulation est suspendue, malgré que la mort ne soit qu'apparente.

4° La rigidité des membres, regardée par l'illustre Louis et par le docteur Nysten, comme le signe de l'anéantissement vital;

Mais qui, dans une foule de cas, est la conséquence de l'inflammation du cerveau et de ses membres, du tétanos, de l'asphyxie, de la congélation ; enfin différentes maladies convulsives donnent quelquefois lieu, pendant la vie, à une raideur que l'on serait tenté, en effet, au premier abord, de confondre avec la rigidité cadavérique.

5° L'emploi sans succès des stimulans et des irritans ; par exemple : de l'urtication, des piqûres, de la cautérisation etc. ;

Mais M. Fodéré cite un exemple de cautérisation des plus violentes, qui ne donna pourtant aucune solution satisfaisante pour la vérité : — Une femme avait son mari âgé de 36 ans, apoplectique. Elle lui appliqua sur l'épaule une rouelle brûlante de gaïac, et cependant l'infortuné n'exprima pas la moindre douleur. Il vécut encore long-temps après.

6° L'aspect de la décomposition putride de certaines parties du

Mais à la suite de plusieurs maladies inflammatoires et ner-

corps, paraissant an-
noncer l'extinction de
la vitalité;

veuses, on observe
quelquefois sur le
corps des taches rou-
ges, violettes et livi-
des, qui offrent, jus-
qu'à un certain point,
l'apparence de celles
qui se développent
pendant la décompo-
sition putride.

Il faut remarquer,
en outre, qu'une odeur
infecte s'exhale de ces
mêmes parties, qui
semblent atteintes de
la putréfaction.

Pour total de toutes ces observations qui ins-
pirent tant d'incertitude, l'officier de l'état
civil n'obtiendra donc qu'un doute désespérant
(fût-il même quelque peu versé dans l'étude de
l'anatomie et de la physiologie, et en état de
reconnaître les premières indications d'un
décès;), surtout lorsqu'il se rappellera qu'on a
vu dans plusieurs circonstances d'habiles médecins ordonner qu'on différât des inhumations,
malgré les plus fortes présomptions de mort,
la rigidité cadavérique, les résultats de l'action
de la pile voltaïque sur un muscle du sujet;

enfin l'essai de tous les moyens que je viens d'offrir dans le tableau ci-dessus*.

Il faut le croire, si jamais les citoyens appelés à remplir les fonctions de maire à la campagne avaient fait ces réflexions, qui n'ont assurément rien d'exagéré, ils n'auraient pas voulu rester un seul instant de plus exposés à commettre chaque jour des homicides qui, pour être involontaires, n'en seraient pas moins coupables.

Mais, me répondra-t-on, ils remplissent le mandat que la loi leur confie et rien de plus ! — La loi ne peut commander ce que la conscience réprouve, ou alors elle est vicieuse, et l'homme qui se respecte doit lui opposer son devoir.

Au reste, je demande seulement qu'on soit conséquent : dans les villes, comme je l'ai observé plus haut, on exige un certificat de visite, signé du médecin commis *ad hoc*, avant de délivrer une autorisation de sépulture : il faut donc qu'on ait reconnu l'impérieuse nécessité de confier le soin de trancher la question de vie et de mort à un homme de l'art; pourquoi n'en est-il pas de même dans les campagnes ?

Est-ce parce que les maires des grandes villes, choisis par un plus grand nombre de citoyens

---

* Consultez le rapport fait dernièrement à l'Académie de médecine, sur le danger des inhumations précipitées, rapport dans lequel on cite un nombre considérable d'individus enterrés vivans.

éclairés, offrent en général plus de capacité, que de préférence on accorde à ceux des campagnes le soin de prononcer dans une circonstance aussi grave !

J'en appelle au gouvernement, un abus aussi criant peut-il être plus long-temps toléré ?

Eh quoi ! la loi du 19 ventôse, an 11, condamnerait à une amende juste et sévère celui qui, prenant le titre de médecin, sans en avoir le droit, donnerait des soins à un malade en cette qualité ; et une autre loi autoriserait des maires, étrangers à l'art de guérir, à décider l'une des questions médicales les plus difficiles !

Quoi ! ces mêmes législateurs avares du sang des hommes, et qui flétrissent avec tant d'éloquence le cruel usage de la peine de mort, ces législateurs, dis-je, souffriraient que la vie des citoyens sans reproche pût être compromise par le pouvoir lui-même.

Non, cet état de chose ne saurait durer. Il est contraire au bon sens, à la justice ; il est hostile à la conservation de la société, il favoriserait les meurtres et les empoisonnemens dans les campagnes, en faisant entrevoir l'impunité promise par l'incapacité de ceux choisis pour examiner les cadavres, lorsqu'il n'y a pas de soupçon : et voilà pourquoi la voix unanime de la France réclame une réforme aussi prompte qu'énergique : c'est cette réforme que j'essaie de tracer ici en peu de lignes, dans les termes d'un projet de loi.

« Article premier. Dorénavant l'examen des
» individus présumés morts sera confié dans
» les bourgs, villages, hameaux, maisons iso-
» lées (comme dans les villes), à un médecin,
» chirurgien, ou officier de santé, désigné par
» le préfet du département auquel ils appar-
» tiendront. »

» Art. 2. Tout maire, avant de permettre
» l'inhumation d'un citoyen, se fera présenter
» le certificat de l'homme de l'art. »

» Art. 3. Les communes privées de médecin,
» de chirurgien ou d'officier de santé, seront
» jointes aux communes les plus voisines qui en
» auront, afin que la visite des citoyens présu-
» més morts soit également faite partout sans
» exception. »

» Art. 4. Le prix de chacune de ces visites
» est fixé à 1 franc par lieue. »

» Cette somme sera prise sur les frais d'enter-
» rement qui sont payés par les familles au curé
» et à la fabrique de chaque paroisse (On le
» fait ainsi dans la plupart des villes). »

» Tous les six mois, le médecin, chirurgien
» ou officier de santé, recevra cette rétribution
» des mains du trésorier de la fabrique, et lui
» en donnera quittance. Pour les visites faites
» aux pauvres réputés tels et enterrés gratuite-
» ment, le médecin, chirurgien ou officier de
» santé ne pourra rien exiger. »

C'est à l'aide de ces dispositions si simples
qu'on détruira un abus qui alarme les esprits,

qui blesse l'humanité et fait murmurer justement le peuple ; c'est ainsi qu'on effacera la tache qui accuse cette partie de la législation française : du moins, voilà mon espérance.

Puissent les Députés de la nation, auxquels j'offre ce travail, le trouver digne de leur attention, accueillir favorablement mes idées, les perfectionner et les faire triompher ; c'est mon plus cher désir, c'est le résultat que mon cœur ambitionne comme la plus douce des récompenses !

DE

LA VACCINE,

DES PRÉJUGÉS

QUI EMPÊCHENT SA PROPAGATION,

ET DES MOYENS

PROPRES A DÉTRUIRE CES PRÉJUGÉS.

Nam leviter quamvis, crebro quod tunditur ictu,
Vincitur in longo spatio tamen, atque labascit.

VIRG.

PAR PROSPER TOUCHARD.
(Mont-Louis, Indre et Loire.)

DE LA VACCINE,

DES PRÉJUGÉS

QUI EMPÊCHENT SA PROPAGATION,

ET DES MOYENS

PROPRES A DÉTRUIRE CES PRÉJUGÉS.

On ne saurait indiquer d'une manière parfaite l'époque de la découverte de la vaccine. Ce qui paraît incontestable, c'est que la médecine doit au hasard cette possession, qui est encore aujourd'hui le plus beau fleuron de sa couronne.

Ce fut le fameux docteur Jenner, en 1796, qui le premier attira, par ses nombreuses expériences et leurs brillans résultats, l'attention des praticiens sur ce procédé si précieux pour l'humanité. Dès-lors tout ce que la science possédait d'hommes illustres en Angleterre, en Allemagne et en France, s'empressa d'essayer la vaccine, de la répéter sur des milliers de sujets de tous les sexes, de tous les âges, de toutes les constitutions, et proclama bientôt sa merveilleuse puissance.

En vain l'esprit de système et l'ignorance dirigèrent-ils contre elle de nombreuses attaques, en vain la superstition et ses emportemens voulurent-ils la flétrir ; les repliques du célèbre docteur Husson et de tant d'autres médecins fameux, repliques basées sur l'expérience et sur l'observation, rassurèrent les esprits et détruisirent généralement tous les doutes ; en peu de temps il fut décidé, à la majorité des suffrages de toutes les notabilités médicales, que la vaccine était un bienfait qu'il fallait s'empresser de multiplier dans toutes les classes de la société, et j'ajouterai que les rois eux-mêmes reçurent leur part de ce bienfait avec reconnaissance.

Eh bien ! qui l'aurait cru ? malgré les conseils de l'art, malgré la loi impérieuse de la raison, trente ans environ se sont écoulés depuis que cette opinion est admise en Europe comme une vérité, et cependant la population française, d'ailleurs si avancée, est bien loin encore de pouvoir se dire affranchie de la variole.

Quels sont donc les motifs si puissans qui engagent des contrées entières de notre belle patrie à refuser, pour leurs enfans, une exemption de mort prématurée, ou du moins de cruels malheurs ?

J'en conviens, quelques médecins instruits et de bonne foi doutent encore, mais il y en a bien peu. On trouve aussi des praticiens prévenus contre toutes les innovations bonnes comme mauvaises, et qui, par conséquent, s'opposent de toutes leurs forces à la propagation de la vaccine ; mais ils sont heureusement fort rares.

Ce n'est pas une aussi faible opposition qui

pourrait assurément combattre la vaccine avec avantage, et, il faut l'avouer en rougissant pour notre siècle, la cause du refus du peuple, celle qui est la plus désespérante, la plus difficile à détruire, ce sont les préjugés dont il est le jouet en cette occasion, et qui se sont réveillés plus vivement que jamais.

Que ceux qui doutent de l'exactitude de cette affligeante assertion, interrogent nos gens de campagne, et ils recueilleront de leur propre bouche les chimères de toutes espèces qui les engagent à repousser la plus philanthropique des améliorations.

Ce fait, d'ailleurs si facile à vérifier, étant établi, exposons maintenant quelques-uns de ces préjugés qui ont tant d'empire, et voyons par quels moyens on pourrait les combattre avec succès.

Voici les argumens les plus vulgaires débités contre la vaccine :

1° En naissant nous apportons le germe de la petite vérole ; malheur à nous, si la vaccine empêche le développement de ce germe.

2° La vaccine, prise sur un enfant sain en apparence, mais qui cache quelque vice interne (soit dartreux, ou galeux, ou syphilitique, etc.), doit communiquer à l'enfant, qui reçoit cette vaccine, ce même vice interne.

3° Peut-on croire qu'un ou deux boutons, développés souvent sans fièvre, garantissent d'une maladie aussi affreuse que la petite vérole.

4° Les enfans vaccinés ne sont pas exempts de la petite vérole.

5° Quand on est arrivé à un certain âge, et qu'on s'est trouvé plusieurs fois au milieu de varioleux, sans être atteint de la contagion, on ne craint plus la variole.

6° La vaccine est une spéculation inventée par les médecins et consacrée par eux pour lever un impôt général sur la masse des citoyens.

Voilà les dictons populaires, voilà les sentences homicides qui engagent une multitude de citoyens à courir les risques d'une mort prématurée, avec une effrayante tranquillité. C'est en vain qu'on veut renverser cet échafaudage d'absurdités, toutes les tentatives sont inutiles ; le paysan croit plus volontiers son *voisin orateur*, *l'homme aux grands moyens de la paroisse*, qui lui parle avec assurance d'une maladie qu'il ne connaît pas, que son chirurgien qui le conseille, qui le dirige d'après les règles de l'art et les résultats de l'expérience.

Que faire dans une si déplorable conjecture ? convaincre les incrédules par des raisonnemens, comme le fit jadis le docteur Husson, lorsqu'il répondit aux objections presque semblables ou parfois plus captieuses des antagonistes de la vaccine ? — Mais ici nos adversaires, pour la plupart honnêtes cultivateurs, mais sans aucune instruction, ne connaissent pas la valeur des mots ! A quoi servira donc de combattre, avec l'éloquence que donne la persuasion, leurs

maximes erronées en leur répétant chaque
jour :

1° Que la variole ne naît point avec les hommes,
comme ils se l'imaginent ; que la variole est une
maladie contagieuse qui se communique comme
la rougeole, la scarlatine, etc., par l'air, l'at-
touchement, les habits ; et que la vaccine n'est
que son préservatif et non un moyen d'empêcher chez l'individu le développement d'un
germe variolique primitif, puisqu'il n'en existe
pas chez cet individu.

2° Que peu importe l'état de santé du sujet
sur lequel est prise la liqueur vaccinale, puisque
l'expérience, autorité incontestable, a prouvé
que cette liqueur se conserve isolée de la cons-
titution maladive ou non maladive, altérée ou
non altérée de celui qui la fournit ; et que des
enfans parfaitement sains qui ont reçu la vaccine
d'enfans galeux, ou d'enfans atteints du vice
syphilitique, n'ont jamais éprouvé le moindre
accident de cette circonstance qui inspire une
crainte si vive.

3° Qu'en médecine les faits, les preuves doi-
vent être, sans la moindre hésitation, préférés
à des conjectures, à des probabilités, à des systè-
mes, et qu'en conséquence la vaccine préservant
de la variole, ou tout au moins de la variole
confluente et maligne, son efficacité ne peut
être révoquée en doute.

4° Que si, parmi les enfans ou adultes vaccinés, il y en a qui ont été atteints de la petite vé-

role, ou ces sujets n'avaient reçu que la fausse
vaccine, ou ils n'avaient été vaccinés qu'après
avoir été infectés du virus variolique, ou ils ont
été surpris par la contagion pendant le travail
de la vaccine, ou enfin leur variole a été bé-
nigne et n'a laissé aucun accident grave à dé-
plorer.

5° Que *ceux-là seuls sont exempts de la pé-
tite vérole qui ne vivent pas assez long-temps
pour l'attendre*, comme le disait La Condamine,
et qu'à tout âge, dans tous les temps, on peut
la contracter avec ses mêmes degrés d'intensité
et la gravité de ses conséquences, ainsi que
l'attestent les nombreux souvenirs de l'histoire
médicale.

6° Enfin, que c'est uniquement dans l'intérêt
de l'humanité que les médecins s'efforcent de
propager la vaccine, puisqu'au bénéfice que
leur procurerait le traitement d'une maladie
longue et presqu'inévitable, ils préfèrent la mo-
dique rétribution accordée pour transmettre la
vaccine.

Toute réfutation de ce genre, je le répète,
malgré le caractère d'authenticité, de vérité dont
elle sera revêtue, ne balancera jamais un seul des
préjugés que j'ai cités tout à l'heure, et que dé-
clamera gravement le Michel Morin de la com-
mune. Il ne reste plus alors, pour arriver sinon
à convaincre, du moins à entraîner, que des
moyens d'influence : ce sont ces moyens, qui du
reste sont pour la plupart déjà connus, que je

vais diviser en deux classes et commenter ensuite en peu de mots.

PREMIÈRE CLASSE.

MOYENS PRINCIPAUX OU INDISPENSABLES.

1° Protection spéciale du gouvernement accordée aux comités de vaccine gratuite, afin que
toutes les villes en aient un ou plusieurs, suivant
leur population.

2° Mesure des préfets concertée avec les
maires de toutes les communes pour que,
d'après une liste dressée par ces derniers, les
enfans des gens peu fortunés soient vaccinés
gratuitement par les chirurgiens exerçant dans
les localités.

3° Primes accordées seulement aux praticiens qui auront vacciné gratuitement les
nombres les plus considérables de malheureux.

4° Refus plus formel que jamais d'admission
dans les écoles de médecine et de droit, dans
les colléges, séminaires; dans les écoles mutuelles et primaires; dans celles de charité; dans
les administrations du gouvernement, sans un
certificat de vaccine, ou la preuve que les candidats auront eu la petite vérole.

5° Obligation plus expresse que jamais, im-
posée à tous les conscrits et enrôlés volontaires,
non vaccinés, de recevoir l'inoculation de la
vaccine à leur entrée au service.

DEUXIÈME CLASSE.

MOYENS SECONDAIRES OU ACCESSOIRES.

1° Appareil donné chaque année par le gouvernement à la vaccination.

2° Influence religieuse exercée par les curés sur l'esprit de leurs paroissiens, afin de les décider à recevoir la vaccine.

3° Concours des gens instruits, riches et influens, à la propagation de la vaccine, par leur bonne volonté à soumettre publiquement leurs enfans à la vaccination, et à choisir de préférence des paysans pour fournir à leur famille le préservatif de la variole.

Il résulte de cette classification que la première condition à mon avis, la condition *sine quâ non*, pour propager la vaccine, est de tâcher d'obtenir qu'elle se pratique gratuitement le plus possible, dans toute l'étendue de la France ; et pour y parvenir, le gouvernement devra accorder une protection toute spéciale aux comités de vaccine gratuite, et des récompenses honorifiques à ceux des membres de ces comités qui auront déployé, pendant un certain temps, le plus de zèle, afin que toutes les villes en aient un ou plusieurs, suivant leur population.

Je sais bien qu'en plusieurs endroits on trouve de ces comités, mais je connais des réunions de 8, 10, 12, 15,000 âmes et plus, placées dans divers départemens, qui n'en ont point encore.... Comme je ne prétends point

jouer le rôle d'un critique , je ne chercherai pas
la cause de cet oubli envers l'humanité ; mais je
me contenterai d'observer qu'il sera facile aux
autorités supérieures et aux administrations lo-
cales , de le réparer, cet oubli , quand bon leur
semblera.

Je demanderai en outre que chaque préfet
s'entende avec les maires de toutes les communes de son département, dans l'intention de
faire dresser des listes exactes des malheureux
et des habitans peu fortunés qui ont une nom-
breuse famille , afin que les chirurgiens exerçant
dans les localités puissent les vacciner gratuitement ; et assurément aucun d'eux ne s'y refu-
sera. De cette manière , par la facilité qu'on donnera à la seule classe indigente d'accomplir sans
frais un acte qu'on impose à tous en quelque
sorte , on gagnera sa confiance , et on obtiendra
infailliblement des prosélytes, qui s'augmente-
ront chaque jour par imitation.

D'après cela , il faudra changer le mode de
distribution des primes accordées aujourd'hui
à ceux qui présentent une longue liste de sujets
riches ou pauvres vaccinés par eux avec rétribution. Ces récompenses devront être réparties
seulement entre les praticiens qui auront vacciné
gratuitement les plus grands nombres de malheureux , et elles deviendront ainsi un dédom-
magement. Cette proposition si naturelle
n'exige pas, ce me semble, de commentaire.

Je passe au dernier article de ma première

classe, dans lequel je réclame du gouvernement *un refus plus formel que jamais d'admission* dans les écoles de médecine, de droit ; dans les colléges, séminaires ; dans les écoles mutuelles et primaires ; dans celles de charité ; dans les administrations du gouvernement, sans un certificat de vaccine, ou la preuve que les candidats auront eu la petite vérole.

Je dis que je réclame du gouvernement *un refus plus formel que jamais*, parce qu'il me semble assez constant qu'excepté dans les écoles militaires et dans les colléges royaux, où cette mesure est toujours rigoureusement observée, elle est en général négligée et regardée comme une formalité de peu d'importance par les autres chefs d'établissement. Bien plus, dans les campagnes les instituteurs primaires ou directeurs des écoles mutuelles, les directrices des écoles de filles, se doutent à peine de son existence.

Mais c'est particulièrement sur l'armée que j'appellerai l'attention du gouvernement, quand il est indispensable de faire vacciner ses membres, et si essentiel d'éviter toute fraude, afin que les conscrits ou enrôlés volontaires qui n'auront pas eu la petite vérole, ou qui n'auront point été vaccinés le soient à leur entrée au service. Les voyageurs qui dernièrement encore ont visité quelques-uns des hôpitaux militaires, lorsque la contagion a paru dans les pays où ils sont situés, ont pu s'apercevoir par le grand

nombre de soldats varioleux qu'ils y ont rencon-
trés, que cette précaution n'est pas prise généralement avec toute la rigueur convenable. Cependant, je le demande au pouvoir et à tous
les hommes consciencieux, est-il un procédé
plus excellent et qui aiderait plus puissamment
la marche de la vaccine, d'abord par l'unanimité
de l'exemple donné, et ensuite par le retour de
ces hommes vaccinés dans leurs foyers ?

L'étendue que j'ai l'intention de donnerà cet
imprimé ne me permet pas d'entrer dans de plus
long détails sur ces moyens, dont l'exécution
procurerait des succès qui passeraient l'espérance : je laisse à la méditation le soin de les
apprécier, de les agrandir.

Actuellement je vais expliquer rapidement
les moyens secondaires ou accessoires de ma
deuxième classe, moyens que je regarde comme
nécessaires pour propager la vaccine. — Le gouvernement, ai-je écrit, favorisera la propagation de la vaccine en lui donnant tout l'appareil
dont cet acte est susceptible ; c'est-à-dire que
les maires des communes, de concert avec les
chirurgiens, choisiront des époques convenables
pour l'inoculation de la vaccine, et qu'ensuite
ils les annonceront eux-mêmes à leurs adminis-
trés, et les feront afficher officiellement à la
porte des mairies et autres lieux.

Autant que possible, le praticien qui vaccine-
ra gratuitement dans un local et au jour conve-
nus sera toujours accompagné du maire, car il

est présumable que la présence de ce dernier donnera un relief à l'opération, et appellera l'attention des insoucians.

De même aussi, l'influence religieuse que les curés exercent sur l'esprit de leurs paroissiens sera d'un grand secours pour déterminer ces derniers à recevoir la vaccine. En effet, en 1798, en 1800, en 1802, certains prêtres, par des raisons que je ne veux pas approfondir, anathématisèrent, c'est le mot, les vaccinateurs et leur découverte, et dès-lors la propagation de la vaccine fut entravée, et il fallut bien des années pour triompher complètement de cette funeste ineptie de la superstition.

Aujourd'hui pénétrés de l'utilité de la vaccine, tous les prêtres s'empresseront, il faut le croire, de se rendre au désir du gouvernement, aux sollicitations de leur propre conscience, en présentant aux hommes la découverte de la vaccine comme un bienfait de la providence qu'ils seraient coupables de rejeter. Par cette conformité d'opinion et d'action, le clergé, une des parties les plus éclairées de la société, favorisera activement la propagation de la vaccine.

Enfin, je termine ces réflexions en signalant un troisième moyen accessoire, digne d'attirer l'attention générale; je veux parler du concours des gens intruits, riches, influens, à la propagation de la vaccine, par leur bonne volonté à soumettre publiquement leurs enfans à la vaccination, et à choisir de préférence des paysans pour fournir à leur famille le préservatif de la variole.

Sans être un grand observateur de l'espèce humaine, on s'aperçoit facilement qu'en général nous naissons tous avec un penchant bien prononcé pour l'imitation. C'est par ce motif que l'homme des champs, qui ne sait pas, copie machinalement l'homme éclairé qui agit avec connaissance de cause.

Que les gens riches et instruits consentent donc à faire vacciner leurs enfans publiquement, surtout à faire prendre pour leur famille du vaccin sur les enfans de leurs closiers, jardiniers, vignerons, etc., et vous verrez bientôt les paysans réclamer la vaccine qu'ils refusent en ce moment. Plein de défiance parce qu'il a été quelquefois trompé, le peuple s'imagine toujours qu'on veut faire des essais à ses dépens, et il ne se rendra à l'évidence que quand il verra le riche, le savant exposés, sans fâcheux résultats, à ces mêmes dangers qu'il rêve sans cesse, et qui le tourmentent si fort.

Ici finit ma deuxième classe.

J'ai promis d'être court, j'abandonne à regret mon sujet. Signaler les moyens de gagner par l'adresse une masse d'individus qui ne peuvent être convaincus par le raisonnement, afin de les préserver d'une maladie affreuse et souvent mortelle, voilà le but que je m'étais proposé.

Heureux celui à qui la faiblesse de mon travail inspirera le désir de le compléter, de le perfectionner. S'il réussit, il aura pour récompense le bonheur de sa patrie, car la vaccine, unanimement adoptée en France, anéantira sur tous les points les foyers de la contagion variolique, détruira les craintes des familles épouvantées, ravira à la mort des milliers de victimes et assurera pour l'avenir des générations pleines de vigueur et brillantes de santé.

Honneur à l'écrivain dont la plume aura préparé un si beau succès !!

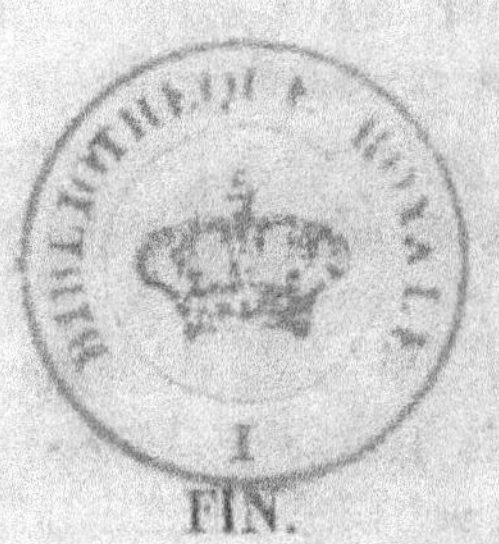
BIBLIOTHEQUE ROYALE

FIN.

www.ingramcontent.com/pod-product-compliance
Lightning Source LLC
LaVergne TN
LVHW020623180726
843502LV00006B/1849